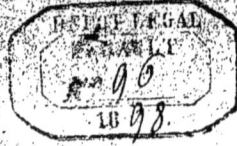

ACTION

DES

RAYONS X

SUR

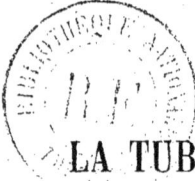

LA TUBERCULOSE EXPÉRIMENTALE

PAR

Mlle Sophie OGUS

DOCTEUR EN MÉDECINE

MONTPELLIER

TYPOGRAPHIE ET LITHOGRAPHIE CHARLES BOEHM

Éditeur du Nouveau Montpellier Médical

—

1898

ACTION

DES

RAYONS X

SUR

LA TUBERCULOSE EXPÉRIMENTALE

PAR

Mlle Sophie OGUS

DOCTEUR EN MÉDECINE

———◦◦◦———

MONTPELLIER

TYPOGRAPHIE ET LITHOGRAPHIE CHARLES BOEHM

Éditeur du Nouveau Montpellier Médical

—

1898

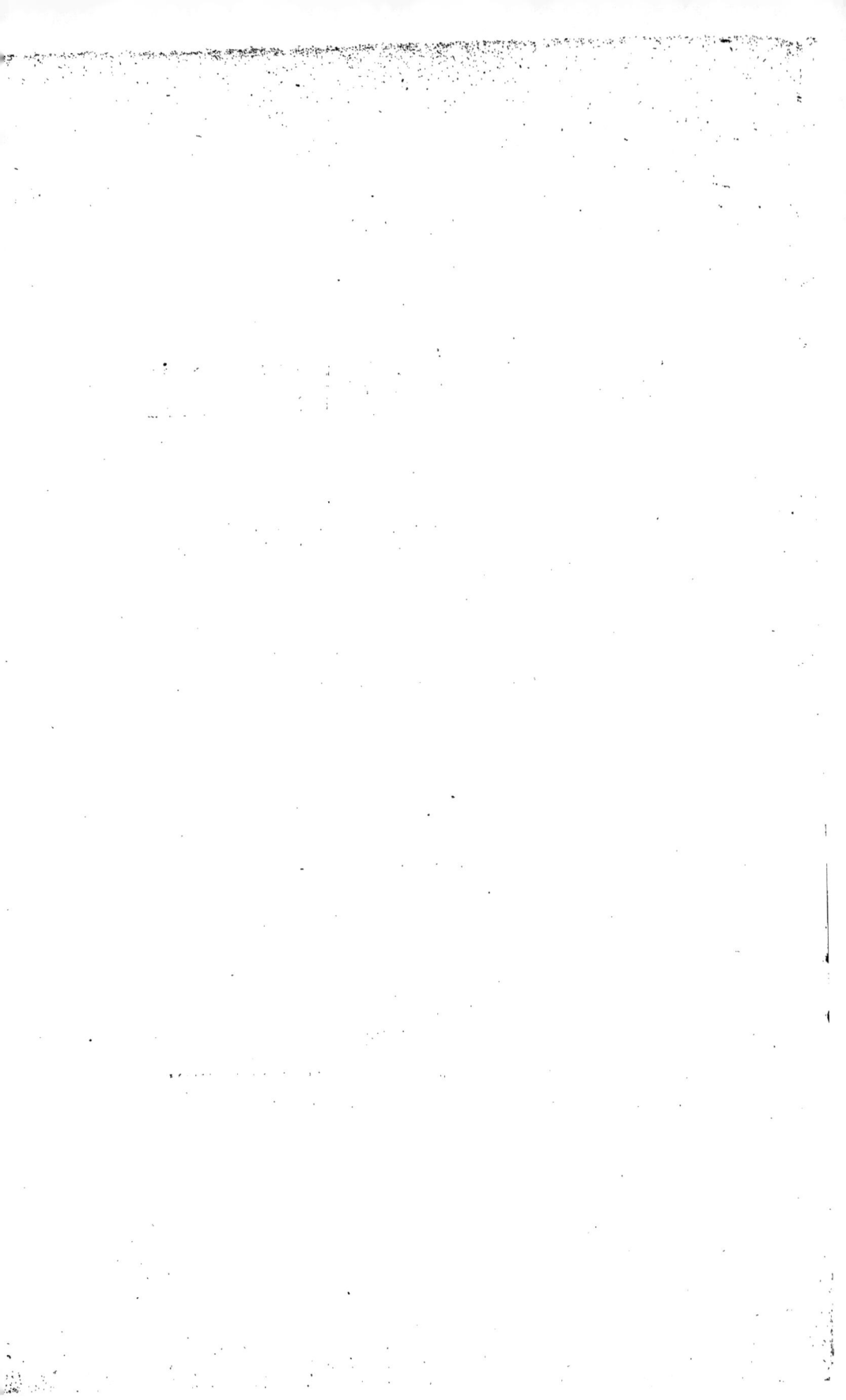

A MON PRÉSIDENT DE THÈSE

Monsieur le Professeur RODET

S. Ogus.

A TOUS MES MAITRES

DE LA FACULTÉ DE MÉDECINE DE MONTPELLIER

ET DE L'ÉCOLE DES OFFICIERS DE SANTÉ DE MOSCOU

S. Ogus.

AVANT-PROPOS

Le sujet de notre thèse nous a été inspiré par M. le professeur Rodet, qui a commencé, avec M. le professeur agrégé Bertin-Sans, les recherches sur cette question. Il nous a proposé de les continuer et nous a remis les premières séries d'animaux en expériences. Il a bien voulu mettre à notre disposition une nouvelle série que nous avons eu à suivre et à traiter depuis l'inoculation jusqu'à la fin des expériences.

Qu'il nous soit donc permis, avant d'aborder notre travail, d'exprimer à M. le professeur Rodet notre profonde reconnaissance pour l'honneur qu'il nous fait en acceptant la présidence de notre thèse, et pour la bienveillante courtoisie avec laquelle il guidait notre travail, dans tous ses détails. Ses conseils éclairés ne nous faisaient jamais défaut. Nous nous en souviendrons toutes les fois, quand nous aurons l'occasion, dans notre pratique future, d'appliquer les notions de microbiologie acquises pendant l'enseignement oral et pratique.

Nous devons aussi notre reconnaissance sincère à M. le professeur Imbert, qui nous a ouvert, avec sa bienveillance habituelle, son laboratoire, et à M. le professeur agrégé Bertin-Sans, qui nous a prodigué ses conseils en tout ce qui concerne le côté technique du traitement.

Nous prions M. le Doyen Vialleton d'accepter nos plus sincères remerciements pour la sympathie et l'intérêt qu'il nous a témoignés en maintes occasions pendant les années de nos études.

Nous remercions également M. le Docteur Poujol et M. Gagnière, qui nous ont prêté leur précieux concours chaque fois que nous en avons eu besoin.

ACTION
DES RAYONS X

SUR LA

TUBERCULOSE EXPÉRIMENTALE

CHAPITRE PREMIER

Historique

Deux années se sont à peine écoulées depuis la célèbre communication de Röntgen sur les rayons X.

Rien d'étonnant qu'on ne soit pas encore complètement fixé ni sur la nature de ces rayons ni sur leur mode d'action. Si l'application de ces rayons au diagnostic non seulement des maladies externes mais aussi des maladies internes s'est assez nettement affirmée et gagne de jour en jour un terrain plus étendu, il n'en est pas de même dans le domaine de la thérapie et de la physiologie. Les expériences n'y sont pas nombreuses et donnent souvent des résultats opposés.

Comme la plupart des physiciens inclinent à penser que les rayons X sont constitués par des radiations ultra-violettes et comme les radiations violettes et ultra-ultra-violettes (r. chimiques) sont nuisibles aux microbes, on était tenté de chercher l'effet des rayons X sur différentes cultures de microbes.

On s'attendait surtout aux résultats favorables dans ce domaine après les remarquables recherches de Arloing d'une part et de Duclaux d'autre part sur l'influence atténuante et destructive de la végétabilité qu'exerce à l'égard de certaines bactéries une exposition plus ou moins prolongée à l'influence de la radiation solaire. S'il y a analogie pour les rayons X et les rayons solaires en ce qui concerne l'impressionnabilité des plaques photographiques, pourquoi cette analogie n'irait-elle pas jusqu'à l'action délétère sur les bactéries? Les effets favorables obtenus par Lortet et Genoud dans leurs expériences sur la tuberculose expérimentale sont venus appuyer ces espoirs optimistes. La désillusion ne se fit pas attendre cependant.

Tous les auteurs qui ont fait des recherches sur cette question reconnaissent que les rayons X ont une action nulle sur la virulence et la végétabilité des microbes.

Commençons par les expériences qui ont porté sur le *bacille de Koch*, expériences qui nous intéressent surtout.

Les professeurs Bergonié et Ferré [1] concluent que, dans les circonstances où ils se sont placés, les rayons X n'ont pas semblé faire perdre ni leur vitalité, ni leur virulence aux cultures de bacilles de Koch.

La même année, dans *The Lancet* vol. II, numéro 21, Pott ne note aucune modification dans le développement des bacilles de Koch, dont la culture sur l'agar glycériné fut exposée aux rayons X pendant 11 heures. Tout récemment, Bonomo a publié dans les *Archives d'électricité médicale*, 1898, pag. 177, que dans ses expériences il ne pouvait constater aucune action des rayons X sur les bacilles chromogènes, sur les bacilles de tétanos, sur celui de l'œdème malin (vibrion septique), et sur celui de la tuberculose; d'après lui, ces rayons faciliteraient la sporulation du B. subtilis, retarderaient au contraire celle du B. anthracis, dont les propriétés toxiques seraient même légèrement diminuées.

[1] Arch. d'électr. méd., 1897, pag. 347.

Nous trouvons les mêmes résultats négatifs dans les recherches analogues ayant rapport à *d'autres microbes*.

En 1896, Sormani publie dans les *Comptes-rendus de l'Institut royal de Lombardie* les résultats des expériences qu'il a faites sur 16 espèces différentes de bactéries pour se rendre compte de l'action éventuelle des rayons X sur ces micro-organismes. Il n'a observé aucune action sensible sur les propriétés pathogènes des bactéries soumises aux expériences.

Sabrazès et Rivière[1] notent que les rayons X n'ont aucune action : 1° sur le microbacillus prodigiosus, 2° sur les leucocytes et la phagocytose et 3° sur le cœur d'une grenouille. Berton[2] prouve par une quantité suffisante d'expériences l'action nulle des rayons X sur le développement des cultures de bacilles de diphtérie. La même année, Courmont et Doyon[3] obtiennent cependant une atténuation constante, mais minime, de la végétabilité et de la virulence du bacille de Löffler de même que de sa toxine sous l'influence des rayons X. Minck[4] conclut à l'action nulle des rayons X sur le développement des cultures qui y sont exposées pendant 2 à 8 heures.

Nous ne pouvons indiquer que trois travaux se rapportant à l'influence des rayons X sur la *tuberculose expérimentale*.

Le premier en date est celui de Lortet et Genoud[5] ; ils concluent de leurs expériences, qui n'étaient pas complétées par des autopsies et qui portaient sur 8 cobayes (3 traités et 5 témoins), que la radiation de Röntgen a modifié le développement aigu de la tuberculose et en a transformé heureusement les allures chez les cobayes mis en expérience.

Fiorentini et Luraschi[6] affirment, d'après leurs expériences,

[1] Sem. méd., 1897, pag. 191.
[2] Sem. méd., 1896, pag. 283.
[3] Lyon médical, 1896, pag. 548.
[4] Munch. med. Wochenschrift, 1896, pag. 202.
[5] Arch. d'électr. méd., 1896, pag. 466.
[6] Arch. d'électr. méd., 1897, pag. 81.

l'action bienfaisante que les rayons X exercent sur l'organisme lui donnant une résistance évidente contre l'infection tuberculeuse.

Enfin, cette année-ci, dans la *Gazette hebdomadaire* du 17 février (pag. 165), M. Muhsam a communiqué le résultat de ses recherches sur des lapins auxquels il faisait des injections intra-péritonéales de cultures tuberculeuses et qu'il soumettait ensuite tous les jours à l'action des rayons X. Ces recherches lui ont montré que les rayons X, sans action sur la tuberculose générale, influencent favorablement la tuberculose locale.

Les observations de l'action des rayons X sur la *tuberculose pulmonaire* de l'homme ne sont pas évidemment très nombreuses.

Les Drs Chanteloube, Descomps et Roulliès communiquent dans les archives de l'*Electr. méd.* (1896 pag. 181), l'observation d'un malade à tuberculose pulmonaire qui fut beaucoup amélioré grâce au traitement par les rayons X. Ils ont obtenu la diminution de la toux et de l'expectoration, la disparition presque complète des bacilles de Koch.

MM. Bergonié et Mongour [1] ont observé deux cas d'amélioration de tuberculose pulmonaire humaine sur 5 cas traités par les rayons X. Ils attribuent l'amélioration obtenue à l'action des rayons X sur les poumons ; ces rayons seraient capables, comme supposent ces auteurs, de modifier la trophicité des éléments anatomiques, de produire une organisation meilleure du parenchyme pulmonaire pour la lutte contre le bacille de Koch, peut-être même une action phagocytaire plus intense.

Dans la *Revue de la tuberculose*, 1897, août, le Dr Revillet relate un cas de tuberculose aiguë pulmonaire et laryngée, traitée par les rayons X. Les rayons n'ont pas enrayé la marche de la maladie, qui eut une issue funeste, mais ils avaient une action

[1] Arch. d'électr. méd., 1897, pag. 309

sédative et hypnotique, et une action antipyrétique manifeste ; trois fois le traitement a été interrompu, et trois fois la fièvre est revenue.

Vu les effets cutanés des rayons X, effets qui ont été le mieux observés, grâce à leur fréquence et à leur accessibilité à la vue, on eut l'idée d'essayer l'action des rayons X dans le lupus.

Kummellet [1] a fait des expériences sur le traitement comparatif du lupus au moyen des rayons X et de la lumière concentrée. Ces deux modes de traitement ont donné des résultats analogues, d'où l'auteur conclut que l'action thérapeutique en question ne dépend point des qualités spécifiques des rayons X. L'effet produit est favorable sans qu'il s'agisse, pour le moment, d'une guérison complète.

Albers Schönberg [2] relate deux cas de guérison de lupus par les rayons X. Sous l'influence de ces rayons se formerait une rougeur diffuse et une dermatite aiguë consécutive. Les malades sont alors abandonnés à eux-mêmes, et la guérison se reproduit peu à peu.

M. Sonnenburg [3] a montré deux lupiques traités depuis trente jours par les rayons X, qu'on faisait agir tous les jours, pendant une heure sur les ulcérations tuberculeuses. Chez ces malades, on constate l'apparition, par places, de cicatrices.

Les rayons X, sans guérir le lupus, sembleraient donc favoriser sa cicatrisation.

Pour en finir avec les cas de radiothérapie, citons M. Freund [4], qui a présenté un cas de nœvus pigmentaire pileux, ayant envahi le cou, il a obtenu une alopécie complète des surfaces envahies ; il attribue ces effets à la propriété que possédaient ces radiations, de produire des altérations chimiques et des troubles multiples dans les tissus.

[1] Sem. méd., 1898, pag. 190.
[2] Arch. d'électr. méd., 1898, pag. 30.
[3] Gaz. hebd., 1898, 17 février.
[4] Sem. méd., 1897, pag. 24.

Nous ne croyons pas avoir indiqué tous les travaux qui ont été faits sur la question traitée. Nous regrettons de n'avoir pas pu être plus complète, nous sommes obligée d'être encore plus brève sur les *effets physiologiques* qui ont été produits par l'application des rayons X. Les cas cités dans la littérature sont relativement nombreux, parce que ces effets s'observaient souvent accidentellement, sans être cherchés, consécutivement aux séances de radiographie, qui deviennent de plus en plus nombreuses. Mais, tout en étant fréquents, ils sont peu variés ; aussi nous bornerons-nous à en indiquer quelques-uns en nous arrêtant surtout aux explications que les auteurs cherchent à donner aux phénomènes observés.

Le professeur John Daniel[1] décrit dans le journal *Sciences*, pour la première fois, un cas d'*épilation* consécutive à une séance radiographique. L'épilation est ensuite observée par beaucoup d'autres auteurs, on la croyait définitive, mais les poils repoussaient, et on a dû renoncer aux rayons X comme à un moyen d'épilation rapide et indolore.

Les cas cités d'*érythème* et d'*inflammation cutanée*, d'*éruptions*, de *plaies* sont multiples. La plupart des auteurs (Lépine, Lannelongue, Owens, Crocker) assimilent ces phénomènes aux brûlures par les radiations solaires ou chimiques. M. Fuchs[2] trouve qu'ils rappellent ceux d'une engelure, il note entre autres une coloration brune de la peau.

M. Gilchrist[3] constate, outre des lésions cutanées, des lésions périostiques et osseuses, produites par les rayons X. Il serait porté à penser que ces effets fâcheux sont dus à des particules de platine perçant le bulbe et allant attaquer les tissus.

Dans l'article « *Actions physiologiques des tubes de Crookes à distance*[4] » Jean de Tarchanoff démontre que les tubes de Crookes

[1] Arch. d'électr. méd., 1896, pag. 209.
[2] Arch. d'élect. méd., 1897, pag. 397.
[3] Ibid., pag. 286.
[4] Soc. de biologie, 1897, pag. 726.

en action présentent la source de deux énergies, qui influent surtout sur le tissu nerveux des animaux ; il y a à distinguer l'*énergie électrique*, en forme de décharges électriques invisibles, provoquées par l'immense différence des potentiels électriques des deux pôles du tube de Crookes et l'*énergie des rayons X* de Röntgen. C'est par l'influence de ces décharges sur les processus vitaux des tissus, qu'il veut expliquer les effets quelquefois fâcheux de la radiographie, comme chute des cheveux, érythèmes, inflammation de la peau.

Balthazard [1] croit aussi pouvoir conclure que les effets physiologiques, attribués aux rayons X, sont en réalité dus, en grande partie du moins, aux effluves électriques.

Bordier [2] se demande s'il n'est pas permis de rapprocher, de la modification apportée par les rayons X dans la marche des phénomènes de l'osmose, certaines perturbations qu'ils produisent dans l'intimité des tissus.

M. Destot [3] établit que les rayons électriques sont seuls à incriminer, comme auteurs des désordres consécutifs à l'action des rayons X. Il pense qu'il s'agit des variations brusques du potentiel des nerfs amenant une inhibition des centres nerveux.

Nous n'avons pu trouver nulle part une allusion aux troubles médullaires observés au cours de nos expériences et qui ont fait l'objet, de la part de MM. Rodet et Bertin-Sans, d'une communication au Congrès de Médecine de Montpellier en 1898.

Notons, pour terminer l'historique, que le professeur Lecercle [4] attribue aux rayons X une action inhibitoire sur l'évaporation cutanée, que Destot [5] trouve que les rayons X augmentent la fréquence du pouls et diminuent la tension sanguine.

[1] Arch. d'élect. méd., 1898, pag. 188.
[2] Soc. de biologie, 1897, pag. 726.
[3] Lyon méd., 1897, pag. 522.
[4] Arch. d'élect. méd., 1898, pag. 35.
[5] Lyon méd., 1897, pag. 417.

CHAPITRE II

Conditions techniques des expériences.

Nous nous servions pour nos expériences de tubes Collardeau-Chabaud, actionnés par une bobine Ruhmkorff, elle-même munie d'un trembleur Ducretet et Lejeune ; le trembleur marchait, pendant les expériences, à une vitesse moyenne.

Le tube était placé à une distance variable des animaux traités, suivant les effets que nous voulions obtenir. L'ampoule était habituellement orientée vers la face abdominale des cobayes et surtout vers le pli inguinal du côté de l'inoculation.

Les cobayes sont tantôt libres dans un panier, tantôt ils sont attachés sur une planchette.

Dans le premier cas, le tube était placé le plus souvent au-dessous des animaux et les rayons X avaient à traverser non seulement le fond du panier, mais aussi la planche, sur laquelle le panier se trouvait, avant d'atteindre la face abdominale des animaux. Dans l'autre cas, le tube était placé au-dessus des animaux, les rayons se dirigeaient de haut en bas et immédiatement sur le point visé.

Nous modifions l'intensité du traitement en faisant varier la distance du tube, la durée des séances et leur fréquence.

Quant à la valeur du tube employé, valeur qui est très variable non seulement pour différents tubes, mais aussi pour le même tube aux différents moments de son activité, elle se mesurait par le photomètre de MM. Imbert et Bertin-Sans, tenu à 10 centim. de l'ampoule. Nous renvoyons pour la description détaillée de cet instrument à l'article des auteurs, dans les *Archives d'électricité médicale* (1898, pag. 72).

Nous n'avons rien fait pour éliminer l'action du champ électrique, qui était souvent très puissant. Aussi avons-nous toujours en vue l'action combinée des deux énergies, dont le tube à vide est la source, énergie électrique et énergie des rayons de Röntgen.

PREMIÈRE SÉRIE.

On inocule, le 6 octobre, deux cobayes à la cuisse droite avec du poumon tuberculeux humain.

L'un d'eux A est traité par les rayons X à partir du 25 novembre, l'autre est gardé comme témoin.

Le cobaye traité est attaché sur le dos et la source est placée directement au-dessus de la région inoculée, de façon à agir surtout sur elle. Les séances sont quotidiennes, le tube est à 25 centim. du cobaye.

Le 21 décembre, on modifie le traitement, en plaçant le cobaye libre dans un panier et le tube au début au-dessus et ensuite au-dessous du panier, fixé sur une planche.

A partir de la fin de janvier, les séances n'ont lieu que 3 fois par semaine. En somme, le cobaye A de la première série a subi 64 séances de traitement, dont la durée totale a été de 14 heures.

(Voir le tableau technique à la deuxième série).

OBSERVATION DU COBAYE TRAITÉ A.

26 novembre. Petite ulcération en voie de cicatrisation à la cuisse droite ; une masse ganglionnaire volumineuse de plus d'un centimètre à l'aine, on sent vaguement des ganglions profonds.

9 décembre. La plaie est fermée et sèche, chute des poils.

13 janvier. La masse ganglionnaire paraît avoir diminué ; elle est ramollie, et le caséum s'échappe sous l'influence des pressions.

5 février. Point de plaie, la masse ganglionnaire a décidément diminué.

24. La diminution des ganglions est plus nette, pas de plaie. pas d'impotence des membres postérieurs.

7 mars. Pas de changements.

16. Ganglions diminués, état général moins bon que chez le témoin.

31. Ganglions tout petits.

6 avril. Pas de changements.

21. Aucun changement.

6 mai. Petite ulcération au niveau de la cicatrice.

21. Point d'ulcération, ganglions à peine appréciables, état général moins bon.

27. Le traitement est suspendu.

6 juin. Malade, bien amaigri, moins vif.

9. Va plus mal.

18. Mort.

AUTOPSIE. — *Cuisse droite* (côté de l'inoculation). Quelques petits points noirâtres, un foyer caséeux à la cuisse.

Cuisse gauche. Trois petits ganglions noirs.

Région lombaire gauche. Trois tout petits ganglions.

Région lombaire droite. Un petit ganglion.

Deux ganglions mésentériques gros comme de petits haricots.

Foie. Farci de tubercules ; dans le lobe gauche, une masse caséeuse.

Rate. Enorme, farcie de tubercules.

Poumon. Tubercules nombreux, pas de caséification ; amas de ganglions bronchiques gros comme une noix.

En résumé, nous voyons que le cobaye présente, au début du traitement, une petite ulcération à la cuisse droite en voie de cicatrisation et une masse ganglionnaire volumineuse. Au fur et à mesure que le traitement avance, la plaie se cicatrise, la masse ganglionnaire diminue lentement au début, elle se ramollit, laisse échapper le caséum sous l'influence de la pression et diminue enfin d'une manière bien nette. L'état général est bon. Quand le volume des ganglions diminue, jusqu'à devenir à peine appréciable, l'état du cobaye reste un certain temps stationnaire jusqu'à la mort. L'autopsie nous présente des lésions viscérales très avancées.

Variations de poids.

26 novembre, 450 ; 9 décembre, 410 ; 23 décembre, 460 ; 13 janvier, 525 ; 5 février, 540 ; 24 février, 615. 7 mars, 650 ; 16 mars, 620 ; 31 mars, 625 ; 6 avril, 610 ; 21 avril, 630 ; 6 mai, 620 ; 21 mai, 645 ; 9 juin, 500 ;

Différence + 50 gr.

OBSERVATION DU TÉMOIN.

26 novembre. Grande ulcération à la cuisse, masse ganglionnaire volumineuse dans l'aine.

9 décembre. L'ulcération est cicatrisée, les ganglions ont plutôt diminué.

13 janvier. Masse ganglionnaire peut être accrue, point d'ulcération.

5 février. Pas de plaie, toujours masse ganglionnaire volumineuse ; état général bon, augmentation graduelle du poids.

24. État général bon, ganglions comme le 5.

7 mars. Pas de changements notables.

19. Ganglions un peu diminués, état général moins bon.

26. Mort.

AUTOPSIE. — *Côté droit* (côté de l'inoculation). Dans le pli de l'aine, plusieurs ganglions de petit volume, le plus gros comme un pois, dur, de couleur foncée, aucun n'est caséeux. Dans la région lombaire, un ganglion gros comme un pois, semblable au précédent.

Côté gauche. Un ganglion comme le précédent.

Un ganglion mésentérique très volumineux, comme une grosse noisette, tuberculeux, dur.

Le foie farci de tubercules.

Rate augmentée de volume, à surface inégale, des follicules hypertrophiés et saillants, mais sans tubercules manifestes. Quelques tubercules gris dans *les poumons*. Plusieurs ganglions trachéo-bronchiques très considérables.

En résumé, nous voyons que l'état général reste longtemps bon, les ganglions augmentent graduellement, pour diminuer un peu avant la mort. Le poids, comme indique le tableau ci-joint,

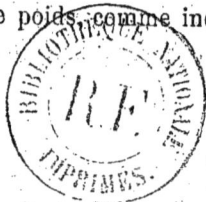

Q. 2

augmente graduellement, pour diminuer brusquement avant la mort.

Variations de poids.

26 novembre, 670 ; 23 décembre, 660 ; 13 janvier, 720 ; 5 février, 765 : 24 février, 765 ; 7 mars, 715 ; 19 mars, 580.
Différence : — 90 gram.

En comparant le sujet traité avec le témoin nous voyons qu'ils allaient à peu près également bien, comme état général ; si nous jugeons d'après le poids, nous concluons que le traité (+ 50 gram.) allait beaucoup mieux que le témoin (— 90), cependant le dernier avait souvent l'air plus vif et plus gai que le premier. La survie du traité est égale à trois mois, ses lésions ganglionnaires sont incontestablement moindres, les lésions viscérales beaucoup plus avancées que chez le témoin, mais il faut tenir compte du fait que ces lésions avaient évolué pendant un temps plus long.

Les indications qui pourraient ressortir de cette série sont : 1° Les rayons X favorisent la résorption des ganglions tuberculeux en général et surtout de ceux sur lesquels ils sont directement dirigés. 2° Ils produisent un effet favorable sur l'état général et sur la durée de la vie de l'animal traité.

DEUXIÈME SÉRIE.

Le 18 octobre, 3 cobayes reçoivent une inoculation à la cuisse droite avec la matière tuberculeuse d'un cobaye mort à la suite d'une injection de tuberculose humaine dans le péritoine.

Deux de ces cobayes B et C sont traités par les rayons X à partir du 25 novembre. Ils sont d'abord attachés sur le dos, la source étant placée au-dessus, à la distance de 25 centim., les séances sont quotidiennes. Le 21 décembre, on modifie le traitement en plaçant les cobayes libres dans un panier, le tube élant au début au-dessus et ensuite au-dessous du panier. A partir de la fin de janvier, les séances n'ont lieu que trois fois par semaine.

En somme, les cobayes B et C de la deuxième série ont subi 35 séances de traitement, dont la durée a été de 8 heures.

Tableau technique des séances pour un cobaye de la première série A et deux cobayes de la seconde série B C.

Date	Cob. trait.	Dist. du tube	Durée de la Séance	Indic. du phot.
25 Novembre.....	B. C.	25	20	6
	(fixés sur le dos, le tube au-dessus)			
26 —	A.B.C.	»	15	15
27 —	»	»	»	14
29 —	»	»	»	16
30 —	»	»	»	15
1er Décembre.....	»	»	»	15
2 —	»	20	»	14
3 —	»	»	»	15
4 —	»	»	»	15
7 —	»	»	»	15
8 —	»	»	»	16
	(brûlés)			
9 —	»	»	»	15
10 —	»	»	»	15
11 —	»	»	10	15
13 —	»	25	10	15
21 —	»	30	15	16
	(libres dans un panier, le tube au-dessus)			
24 —	»	»	»	15
24 —	»	»	10	45
28 —	»	»	15	15
31 —	»	»	»	15
3 Janvier	»	»	»	15
6 —	»	»	»	15
8 —	»	»	10	14
12 —	»	»	7	1
13 —	»	»	10	1
15 —	»	»	15	1
18 —	»	»	»	3
22 —	»	»	»	5

Date	Cob. trait.	Dist. du tube	Durée de la Séance	Indic. du phot.
25 Janvier........	A.B.C.	30	15	5
29 —	»	»	»	5
1er Février........	»	»	»	6
5 —	»	»	»	6
8 —	»	»	»	6
14 —	» (le tube au-dessous)	25	10	10
18 —	»	»	»	10
21 —	»	»	»	10
25 —	A	25	10	10
28 —	»	»	»	15
4 Mars.........	»	»	»	10
8 —	»	»	»	10
11 —	»	»	»	15
15 —	»	»	»	15
18 —	»	»	»	15
22 —	»	»	»	15
24 —	»	»	»	10
26 —	»	»	»	8
29 —	»	»	»	7
30 —	»	»	»	10
2 Avril.........	»	»	»	10
5 —	»	»	»	10
7 —	»	»	»	10
19 —	»	»	»	10
22 —	»	15	»	15
25 —	»	»	»	15
27 —	»	»	»	7
4 Mai.........	»	»	15	15
9 —	»	»	»	15
11 —	»	»	»	10
13 —	»	»	»	15
16 —	»	»	18	15
18 —	«	»	20	15
20 —	»	»	15	15
23 —	»	10	»	15
25 —	»	»	20	8
27 —	»	»	»	5

OBSERVATION DU COBAYE B.

26 novembre. Ulcération suppurante à la cuisse, masse ganglionnaire considérable dans l'aîne.

9 décembre. La plaie paraît un peu moins suppurante ; elle a les caractères d'une plaie cautérisée; autour, les téguments sont noirâtres et privés de poils sur une certaine étendue ; pas de changements aux ganglions.

13 janvier. Etat local très amélioré, du côté gauche la plaie (uniquement due à la brûlure) est cicatrisée ; à droite, la plaie est en voie de cicatrisation. Pas de changements appréciables dans la masse ganglionnaire.

5 février. Toujours plaie à la cuisse droite, la masse ganglionnaire a plutôt diminué.

29. Les ganglions ont certainement diminué et sont beaucoup plus petits que chez le témoin. Les deux membres postérieurs sont complètement inertes, la marche se fait exclusivement avec les membres antérieurs. Cependant il y a de la sensibilité dans les pattes postérieures. Excitée par le pincement, quelques mouvements réflexes se produisent dans la patte gauche, aucun dans la patte droite (côté de l'inoculation) ; à cette patte droite, il y a encore une plaie large et superficielle, comme si l'épiderme ne pouvait pas se reformer. Ces troubles ont débuté il y a cinq à six jours.

25. Presque constamment, des convulsions généralisées, (du moins sous l'influence des moindres excitations) mélange de clonisme et de tonisme, surtout dans les pattes antérieures, les muscles du cou et de la tête, sous l'influence desquels la tête prend successivement les positions diverses les plus étranges, et la bouche est tantôt fermée, tantôt largement béante.

2 mars. Parésie des membres antérieurs, pas de convulsions; marche à peine à l'aide des membres antérieurs.

3. Parésie des membres antérieurs plus accentuée, le gauche est plus pris que le droit; se déplace avec la plus grande difficulté, pas de convulsions.

4. Pas de changements.

5. Convulsions des membres antérieurs.

6. Mort.

7. AUTOPSIE.

Cuisse droite (côté de d'inoculation). Un ganglion comme un gros pois caséeux dans l'aîne.

Région lombaire. Deux ganglions comme un petit pois ; sur la coupe, certaines parties sont grisâtres.

Un ganglion rétrohépatique non hypertrophié.

Rate. Pas de tubercules, un peu hypertrophiée, congestionnée, surface inégale.

Le *foie* présente un pointillé gris confluent, point de granulations tuberculeuses manifestes, un peu résistant à la coupe, état cirrhotique (très probablement, tuberculose microscopique).

8. La culture en bouillon de la sérosité péritonéale est restée stérile.

OBSERVATION DU COBAYE C.

26 novembre. Ulcération suppurante à la cuisse droite, masse ganglionnaire à l'aine moins considérable que chez le cobaye B et le témoin.

9 décembre. Une partie du pourtour de la plaie est privée de poils ; les bords de la plaie sont enflammés ; elle a saigné, la suppuration paraît diminuer, pas de changements aux ganglions de l'aine ; début de brûlure à la cuisse saine.

23. Large plaie suppurante ; au-dessus, les téguments sont adhérents à une masse ganglionnaire volumineuse, de l'autre côté plaie suppurante avec destruction partielle du mamelon. — Chute des poils sur tout l'hypogastre.

13 janvier. Les plaies sont en voie de cicatrisation et ne suppurent pas ; la masse ganglionnaire paraît un peu diminuée.

5 février. Toujours plaies de petite dimension à la cuisse droite ; les ganglions paraissent en effet diminués.

24. La petite plaie persiste ; comme chez le B, inertie complète dans la marche du train postérieur ; les mouvements réflexes sont à peu près nuls dans les pattes postérieures, peut-être un peu conservés dans celles du côté de l'inoculation.

26. Mort.

AUTOPSIE. — *Côté droit* (côté de l'inoculation). Point de ganglions dans l'aine ; à la région lombaire droite, une traînée de ganglions, une dizaine environ, de petit volume, le plus gros comme un petit pois, d'autres comme une tête d'épingle ; surface piquetée de points noirs résistant à la coupe, point de matière caséeuse.

Côté gauche. A l'aine, trois ou quatre ganglions gros comme de tout petits pois de couleur foncée, résistants, sans matière caséeuse; à la coupe noirâtres ou gris suivant les points ; dans la région lombaire un seul ganglion comme un gros pois, de couleur foncée, grisâtre à la coupe, opaque.

Rate. Un peu augmentée de volume, point de granulations, adhérente à la paroi.

Foie. Congestionné, point de granulations.

Poumons. Quelques granulations grises en petit nombre.

28. Les trois cultures, en bouillon, du sang du cœur, de la sérosité péritonéale et celle du canal rachidien sont stériles.

En résumé, nous voyons que les cobayes traités de cette série présentent au début une ulcération suppurante au point de l'inoculation et des masses ganglionnaires dans l'aine.

Bientôt la plaie présente l'aspect d'une plaie cautérisée, et il y a chute des poils à son pourtour, début d'une brûlure.

Malgré la diminution d'intensité du traitement, la brûlure va en s'accentuant. Quand on change le mode de traitement et que les rayons ne sont plus dirigés immédiatement sur les points lésés (les cobayes ne sont plus attachés, mais libres dans un panier), les plaies commencent à se cicatriser, en même temps les ganglions diminuent considérablement, mais, le 24 février, c'est-à-dire trois mois après le début du traitement, apparaissent des troubles médullaires : inertie complète dans la marche du train post., abolition des mouvements réflexes dans les pattes post. Le cobaye C meurt le 24 février, présentant à l'autopsie des lésions viscérales, de nature tuberculeuse, minimes ; c'est surtout la congestion des organes qui prédomine. Le cobaye B ne meurt que le 7 mars, présentant des convulsions généralisées, mélange de clonisme et de tonisme, surtout dans les pattes antérieures. A l'autopsie, on trouve des lésions viscérales plus avancées que chez le cobaye C, mais des ganglions peu volumineux dans l'aine.

Variations de poids.

26 novembre : B 550, C 630 ; 9 décembre : B 505, C 600 ; 23 décembre : B 550, C 570 ; 13 janvier : B 600, C 600 ; 5 février : B 540, C 595 ; 24 février : B 425, C 620.

Différences : B — 125, C — 10.   Différence totale : — 135

Le troisième cobaye de cette série est gardé comme témoin.

OBSERVATION DU TÉMOIN.

26 novembre. Petite ulcération à la cuisse droite au niveau de l'inoculation.

23 décembre. L'ulcération de la cuisse est réduite à une petite fistule, poids de beaucoup augmenté, paraît pleine.

13 janvier. L'ulcération de la cuisse s'est fermée. Dans l'aine, plusieurs ganglions distincts, lésions beaucoup moindres que chez les cobayes B et C ; elle a mis bas des petits ; l'état général est bon.

5 février. Etat général très bon, les ganglions de l'aine assez volumineux, mais mobiles.

27. Pas de changements notables, sacrifié le 7 mars.

AUTOPSIE. — Dans l'aine droite, une masse de 4 à 5 ganglions comme des haricots, l'un d'eux est ramolli, caséeux.

Rate énormément hypertrophiée, de couleur pâle, présentant un semis de granulations extrêmement fines.

Région lombaire droite. Un ganglion, comme un gros pois, tuberculeux, sans caséification, un autre analogue plus petit.

Foie très hypertrophié et farci de granulations tuberculeuses ; derrière le foie, une énorme masse ganglionnaire tuberculeuse ; granulations tuberculeuses sur la vésicule biliaire.

Région lombaire gauche. Deux petits ganglions.

Poumons. Tuberculose assez avancée, moins que chez le cobaye B, plus que chez le C. Dans une des masses tuberculeuses, un point caséifié. Ganglions bronchiques volumineux et tuberculeux.

En résumé, le témoin va tout le temps très bien, comme état général il augmente graduellement de poids. Le volume des ganglions est au début inférieur à celui des traités, mais bientôt il augmente beaucoup, ce qui n'empêche pas que l'état général soit toujours très bon. A l'autopsie, on trouve des lésions viscérales plus avancées que chez les animaux traités.

Variations de poids.

Témoin : 26 novembre, 730 ; 23 décembre, 960, 13 janvier, 730 ; 5 février, 760 ; 24 février, 730. — Différence : 0.

En comparant les cobayes traités et le témoin, nous voyons que celui-ci va mieux comme état général (différ. de poids = 0) que les traités (différ. de poids — 135), qu'il leur survit, mais que ses lésions tuberculeuses sont beaucoup plus avancées.

Il en résulterait donc un effet favorable des rayons X sur les lésions tuberculeuses locales et générales et un effet fâcheux sur la nutrition et la durée de la vie, mais il faut tenir compte des brûlures d'un côté et des troubles médullaires de l'autre. S'il est incontestable que les brûlures sont l'effet de l'action intense des rayons X ou plutôt du champ électrique qui entoure le tube, il n'en est pas de même pour les troubles nerveux observés ; ils pourraient tenir à une myélite infectieuse ou à une myélite ascendante ayant son point de départ dans des névrites au niveau de la brûlure, mais ils pourraient aussi être sous la dépendance des rayons X. L'examen microscopique de la moelle d'un des cobayes traités n'a révélé qu'une inflammation banale. Reste à savoir si les effets favorables constatés dans les lésions tuberculeuses sont produits malgré la brûlure ou si c'est la brûlure elle-même qui a agi comme un dérivatif quelconque et à qui nous devons l'amélioration des lésions tuberculeuses. Il est évident que les conclusions sur l'effet des rayons X seront tout à fait opposées, suivant que nous adopterons une ou l'autre manière de voir. Les faits observés ne sont pas encore suffisants pour nous éclairer sur ce point, aussi nos conclusions sur l'effet des rayons X pour cette série restent-elles réservées.

TROISIÈME SÉRIE

En vue de soumettre aux rayons X des cobayes à partir du jour de l'inoculation, on pratique cette dernière, le 27 novembre, à la cuisse de 3 cobayes.

On se sert d'une émulsion faite dans 3 cc. d'eau stérilisée de la matière caséeuse exprimée d'une petite ulcération tuberculeuse d'un des cobayes de la seconde série.

Des trois cobayes inoculés les deux cobayes E et F sont traités par les rayons X, le troisième est gardé comme témoin.

Tableau technique de la 3ᵉ série (Cobayes E. et F.)

Date	Cobayes	Dist. du tube	Durée de la séance	Indic. du phot.
30 Novembre......	E.) att. sur	25	15	15
1ᵉʳ Décembre......	F.) le dos.	»	»	15
2 —	E	20	»	14
3 —	F	»	»	15
4 —	E	»	»	15
7 —	F	»	»	15
8 —	E	»	»	16
9 —	F	»	»	15
10 —	E	»	»	15
11 —	F	»	10	15
13 —	E	25	»	15
14 —	E. F	»	15	14
15 —	»	»	»	15
16 —	»	»	»	16
18 —	»	30	»	14
20 —	»	»	»	15
23 —	»	»	»	15
27 —	»	»	10	15
31 —	»	»	»	15
3 Janvier.......	»	»	15	15
16 —	»	»	»	4

Date	Cobayes	Dist. du tube	Durée de la séance	Indic. du phot.
8 —	E. F.	30	15	10
11 —	»	»	7	1
13 —	»	30	10	1
15 —	E. F. libres dans un panier	»	15	1
18 —	» le tube au-dessous	»	»	3
22 —	«	»	»	5
25 —	»	»	»	5
29 —	»	»	»	5
1er Février......	»	»	»	6
5 —	»	»	»	6
8 —	»	»	»	6
14 —	»	25	18	10
18 —	»	»	»	10
21 —	»	»	»	10
25 —	»	»	»	10
28 —	»	»	»	15
4 Mars	»	25	18	15
8 —	»	»	18	10
11 —	»	»	18	15
15 —	»	»	15	18
18 —	»	»	10	15
22 —	»	»	15	15
24 —	»	»	15	10
26 —	»	»	12	18
29 —	»	»	15	7
31 —	»	»	15	10
2 Avril	»	»	15	10
5 —	»	»	15	10
7 —	»	»	15	10
19 —	»	»	10	10
22 —	»	15	15	10
25 —	»	»	15	15
27 —	»	»	15	7
29 —	»	»	15	15
2 Mai	»	»	15	15
4 —	»	»	15	15

Date	Cobayes	Dist. du tube	Durée de la séance	Indic. du phol.
9 —	E. F.	15	15	15
11 —	»	»	15	10
16 —	»	»	15	15
18 —	»	»	20	15
20 —	»	»	15	15
23 —	»	10	15	15
25 —	»	»	15	8
26 —	E. traitement du F suspendu	»	30	5
27 —	E. attaché sur le dos	20	15	5
28 —	»	»	15	10
31 —	»	»	15	15
1er Juin..........	»	»	15	10
3 —	»	»	15	15
6 —	»	»	15	15

Le traitement commence le 29 novembre ; les séances de 15 minutes ont lieu 3 fois par semaine, le tube étant à 25 centim. Les cobayes sont, au début, attachés sur le dos et traités par dessus ; à la fin de décembre on aperçoit une chute de poils, c'est pourquoi on modifie le traitement à partir du 15 janvier en les mettant dans un panier, le tube étant placé au-dessous. En somme le cobaye E a subi 66 séances de traitement, de durée de 16 heures 15 minutes, le cobaye F a subi 59 séances de traitement de durée de 14 heures et demie.

OBSERVATION DU COBAYE E TRAITÉ.

23 décembre. De petits ganglions dans l'aine.

13 janvier. Ganglions plus volumineux, égaux à ceux des témoins.

5 février. La masse ganglionnaire est en partie ramollie et présente une petite ulcération par où les pressions font sourdre du caséum.

24. Du côté de l'inoculation, un ganglion dur, plus gros que chez le E et moins gros que chez le témoin.

7 mars. Pas de changements notables.

19. Ganglion augmenté de volume.

31. A côté du gros ganglion, quelques petits.

6 avril. Les ganglions ont diminué un peu, le gros paraît fluctuant, l'état général est bon.

21. Même état que le 6 avril.

6 mai. La fluctuation est manifeste.

13. Le ganglion s'est ouvert et a donné lieu à une fistule.

21. La fistule a guéri.

7 juin. Masse ganglionnaire beaucoup diminuée, état général bon. On suspend le traitement.

24. Un abcès se forme dans le pli inguinal gauche.

27. L'abcès a donné lieu à une fistule.

8 juillet. La fistule persiste.

16. sacrifié.

OBSERVATION DU COBAYE F TRAITÉ.

13 janvier. Ganglions très petits et très circonscrits.

5 février. Petits ganglions durs.

24. Ganglions durs, bien plus petits que chez le témoin. Etat général bon.

19 mars. Ganglions un peu augmentés.

31. Pas de changements notables.

6 avril. Ganglions très petits. Ne présente rien de particulier jusqu'au 25 mai, quand on suspend le traitement.

27 mai. malade.

1er juin. mort.

2. AUTOPSIE.

Cuisse gauche. (Côté de l'inoculation). Trois petits ganglions superficiels, le plus gros est du volume d'un petit pois. Deux ganglions inguinaux profonds, gros comme une tête d'épingle.

Cuisse droite. Deux petits ganglions superficiels, pas de ganglions profonds.

Région lombaire. Pas de ganglions du côté de l'inoculation, un tout petit ganglion du côté droit.

Une chaine ganglionnaire mésentérique de petit volume, dont l'extrémité supérieure se présentait sous la forme d'un amas caséeux blanc. Les ganglions en général sont noirs et résistants.

Le foie est augmenté de volume, farci de tubercules ; dans le lobe moyen il y a une masse caséeuse du volume d'une amande.

La rate est augmentée de volume, farcie de tubercules, une masse caséeuse grosse comme un pois dans la partie supérieure.

Le poumon présente des lésions très avancées; il est plein de tubercules et de masses caséeuses.

Pas de ganglions bronchiques.

AUTOPSIE. — *Côté de l'inoculation gauche.* A la cuisse un petit foyer caséeux ouvert.

Dans l'aine le tissu adipeux est assez abondant, plusieurs ganglions plus petits que chez le témoin.

Du côté droit il y a un ganglion extrêmement petit dans l'aine.

La *rate* est énorme et farcie de petits tubercules. Dans le *foie* une tuberculose très avancée, un petit ganglion rétro-hépatique dur.

Dans la région lombaire, un ganglion caséeux à gauche, un ganglion dur à droite. Dans le poumon quelques petites granulations grises.

Variations de poids des cobayes traités.

5 février : E 610, F 550 ; 24 février : E 670, F 590 ; 7 mars : E 715, F 600 ; 16 mars : E 730, F 590 ; 31 mars : E 700, F 590 ; 6 avril : E 715, F 560 ; 21 avril : E 710, F 595 ; 6 mai : E 765, F 580 ; 21 mai : E 750, F 520 ; 13 juillet : E 660.

Différences : E + 50, F — 30. — Différence totale : + 20

En résumé, nous constatons qu'un des traités meurt avant le témoin, présentant des lésions ganglionnaires minimes et une tuberculose viscérale développée, l'autre a des ganglions seulement un peu moins gros que le témoin, mais suppure plus que celui-ci ; comme état général, les deux traités ne vont pas très mal ; le poids total, à la fin du traitement, surpasse de 20 gram. le poids initial.

Observation du témoin.

13 janvier. Masse ganglionnaire volumineuse et ramollie.

5 février. La masse ganglionnaire un peu plus grande ; pas d'ulcération.

24. Les ganglions pris se multiplient ; du côté de l'inoculation, un mou, un dur, un ou deux très durs de l'autre côté.

7 mars. Pas de changements notables. Etat général très bon.

16.   —   —

19.   —   —

31.   —   —

6 avril. Fluctuation bien nette.

21. Le ganglion fluctuant s'est ouvert et la masse ganglionnaire a diminué de volume.

6 mai. La fistule s'est fermée.

21. Etat général très bon ; ganglions petits.

9 juin. Etat général bon, la masse ganglionnaire, du côté de l'inoculation, est toujours peu volumineuse, on sent des ganglions de l'autre côté.

16 juillet. Sacrifié.

AUTOPSIE — Tissu adipeux très abondant.

Côté de l'inoculation gauche. — Deux foyers caséeux comme de petits haricots ; à *l'aine,* plusieurs ganglions comme de gros pois, durs, non caséeux, noyés dans une grande quantité de tissu adipeux ; à la région lombaire, deux ganglions durs, moyens.

Côté droit. A l'aine, un ganglion dur, comme un petit pois. La rate est un peu augmentée de volume, pas de tubercules. Le *foie* présente des taches de dégénérescence pâles ; pas de tubercules. Un ganglion rétro-hépatique, dur.

Dans le poumon, un petit nombre de très petites granulations grises, de gros ganglions bronchiques.

Variations de poids.

13 janvier, 600 ; 5 février, 690 ; 24 février, 735 ; 7 mars, 780 ; 16 mars, 790 ; 31 mars, 815 ; 6 avril, 840 ; 21 avril, 850 ; 6 mai, 885 ; 21 mai, 860 ; 13 juillet, 850.

Différence : + 250.

En résumé, le témoin nous présente un état général très bon, une augmentation de poids considérable, une tuberculose viscérale très peu avancée, et en même temps des lésions ganglionnaires bien avancées, il survit à un des traités.

Si nous comparons le premier des traités au témoin, nous constatons l'effet vraiment favorable des rayons X sur les ganglions, l'effet défavorable sur l'état général et la tuberculose viscérale ; le second traité attire notre attention sur le fait, que, si les ganglions volumineux des témoins coïncident souvent avec un état général meilleur, il n'en est pas toujours ainsi chez les traités.

Notons que le poids de ces derniers a augmenté à la fin du traitement de 20 gram., tand s que le poids du témoin a augmenté de 250 gram.

Dans cette série, nous n'avons observé ni troubles nerveux, ni phénomènes cutanés.

Cinq de ces cobayes nommés H, J, R, L, M sont trai'és par les rayons X, trois sont gardés comme témoins.

Les séances ont lieu d'abord 3 fois par semaine. Les cobayes sont mis dans un panier qui repose sur une planche, au-dessous de laquelle se trouve le tube, à la distance de 15 centim. au début et de 10 ensuite.

L'examen comparatif des traités et des témoins vers le 21 mai, presque un mois après le début du traitement, ne présente aucune différence notable soit pour les ganglions, soit comme état général. Alors on modifie le traitement de la manière suivante : pour K et L, on augmente son intensité en opérant plus souvent et plus longtemps, et en diminuant la distance du tube de la planche (séances quotidiennes, à 10 centim., 20 minutes).

H, M et J sont attachés sur le dos, le tube est placé au-dessus à 20 centim., les rayons X étant dirigés directement sur les plis inguinaux sans interposition de quoi que ce soit. Les séances sont quotidiennes. On tâche de brûler ces cobayes pour pouvoir les comparer à la seconde série et aux cobayes K et L de la même série.

Je m'explique : dans la seconde série, la diminution des ganglions était incontestable, cette série a subi un traitement intense, les cobayes étaient attachés, ils ont succombé aux lésions dues

probablement aux brûlures; il s'agissait de savoir si la diminution des ganglions tenait à l'intensité du traitement, les brûlures ne présentant que quelque chose de secondaire, ou si
l'amélioration de l'état local n'était elle-même que la suite de
ces brûlures, qui auraient agi comme un dérivatif quelconque.
Sur les cobayes K et L nous avons voulu voir l'effet d'un traitement intense, sur le cobaye H, J, M celui d'une brûlure.

Dans les premiers jours de juin, la brûlure apparaît en forme
d'une petite ulcération au point d'inoculation avec chute de poils
au pourtour de la plaie. Bientôt la brûlure s'accentue tellement
qu'on suspend le traitement, M et J succombent, l'un le 18,
l'autre le 19 juin, H reste gravement malade pendant un certain
temps, mais ensuite la plaie commence à se cicatriser, et il va
un peu mieux.

Les ganglions des cobayes brulés se trouvent, vers le 10 juin,
beaucoup plus diminués que ceux des cobayes K et L, c'est pourquoi nous modifions, dès le 15 juin, le traitement de ces derniers,
en tâchant d'éliminer la brûlure et de conserver les avantages du
traitement qui l'a produite. Nous les attachons, comme ceux qui
ont été brûlés, mais à une distance plus grande du tube; les
séances ont lieu 3 fois par semaine, de durée de 15 minutes à
une distance de 30 centim. En somme, les trois cobayes H, I, M
ont subi 23 séances de traitement, dont la durée totale a été de
6 heures et demie; les deux: K et L ont subi 35 séances dont la
durée totale a été de 9 heures.

Tableau technique de la 4ᵉ série.

Date	Cobayes	Dist. du tube	Durée de la séance	Indic. du phot.
25 Avril..........	H. I. K. L. M. dans un panier, le tube dessous	15	15	10
29 —	»	»	»	15
2 Mai..........	»	»	10	15
4 —	»	»	10	15
6 —	»	»	30	3
11 —	»	10	20	10

o. 3

Date	Cobayes	Dist. du tube	Durée de la séance	Indic. du phot.
16 —	H. I. K. L. M.	10	20	15
20 —	»	»	»	15
23 —	»	»	»	15
24 —	K. H.	»	»	5
25 —	H. I. K. L. M.	»	»	8
26 —	K. H.	»	30	5
27 —	L. K. un panier.	»	28	5
—	H. I. M. att.	20	15	5
28 —	L. K.	10	20	10
—	H. I. M. att.	20	15	10
31 —	L. K.	10	»	15
—	H. I. M. att.	20	»	15
1er Juin	L. K.	10	»	10
—	H. I. M. att.	20	»	10
3 —	L. K.	10	»	15
—	H. I. M. att.	20	»	10-15
6 —	L. K.	10	»	15
—	H. I. M. att.	20	»	15
7 —	L. K.	10	»	2-15
—	H. I. M. att.	20	»	15
8 —	L. K.	10	15	3-15
—	H. I. M. att.	20	25	1-3
9 —	L. K.	10	15	1-15
—	H. I. M. att.	20	15	15
10 —	L. K.	10	15	10
—	H. I. M. att.	20	20	5-10
11 —	L. K.	10	15	10
—	H. I. M. att.	20	15	15
13 —	L. K.	10	15	1-1
—	H. I. M. att.	20	15	15
14 —	L. K.	10	15	1-10
—	H. I. M. att.	20	15	10-15
15 —	L. K. att.	20	15	15
18 —	L. K.	30	10	15
20 —	L. K.	30	15	10-15
21 —	L. K.	»	»	10
23 —	»	»	»	10-15
25 —	»	»	»	10-15
27 —	»	»	15	15
29 —	»	»	»	10
1er Juillet	»	»	»	10
4 —	»	»	»	15
6 —	»	»	»	5

OBSERVATION DU COBAYE H. (traité).

6 mai. Etat général bon, pas de ganglions, une petite ulcération à la cuisse gauche.

21. Augmentation considérable de poids (pleine), de petits ganglions à l'aine du côté de l'inoculation, ulcération cicatrisée.

27. A mis bas, ganglions augmentés considérablement, état général bon.

5 juin. Légère ulcération de la cuisse gauche au niveau de la cicatrice, chute de poils au pourtour de la plaie.

10. Ulcération plus étendue, mais peu profonde de la cuisse gauche, ulcération plus légère de la cuisse droite, état général beaucoup moins bon.

15. Vaste ulcération des cuisses et du bas-ventre, état général mauvais ; amaigrissement considérable, le traitement est suspendu.

1er juillet. La plaie commence à se cicatriser, l'état général est un peu meilleur.

16. Sacrifié.

AUTOPSIE. — Pas de tissu adipeux.

Coté gauche (Côté de l'inoculation). *Cuisse*. Un très petit foyer caséeux. *Aine*. Petit foyer caséeux et un ganglion caséeux gros comme un pois. *Région lombaire*, un ganglion dur, comme un petit pois, un autre, comme une tête d'épingle.

Pas de ganglions dans la région lombaire supérieure.

Coté droit. Région lombaire, un ganglion un peu tuméfié, mais non induré.

Rate. Pas très augmentée de volume, tuberculose confluente, composée de très petites granulations,

Foie. Tuberculose confluente en larges foyers de teinte jaune pâle (dégénérescence graisseuse ?). Pas de ganglions rétrohépatiques.

Poumons. Un certain nombre de tubercules assez avancés. Pas de ganglions bronchiques.

Observation du cobaye I (traité).

6 mai. Pas de ganglions, petite ulcération au point de l'inoculation, état général bon.

21. Tout petits ganglions du côté de l'inoculation.

27. Ganglions plus grands que chez l'un des témoins, plus volumineux, ulcération cicatrisée, état général moins bon.

5 juin. Ulcération considérable au niveau de la cicatrice, chute de poils autour, ganglions augmentés de volume.

10. Ganglions moins volumineux, ulcération considérable des deux cuisses.

15. État général mauvais, la brûlure a gagné en profondeur, chute de poils à l'épigastre. Plus traité dès lors.

19. Mort.

AUTOPSIE. — *Cuisse gauche.* (Côté de l'inoculation), un ganglion caséeux dans l'aine.

Région lombaire gauche. Un ganglion un peu tuméfié non caséeux.

Rate. Nombreuses granulations.

Foie. Gros, avec quelques rares granulations.

Poumon. Petites granulations roses, congestion, œdème.

Hypogastre. Chute de poils, peau rétractée.

Observation du cobaye K. (traité).

6 mai. État général bon, de tout petits ganglions dans l'aine gauche, petite ulcération au point d'inoculation

21. Ganglion assez volumineux, état général bon, plaie cicatrisée.

10. Ganglions un peu diminués de volume.

20. Ganglions encore diminués.

1er juillet. État général bon, les ganglions continuent à diminuer, mais très lentement, légère ulcération de la cicatrice.

16. Sacrifié.

AUTOPSIE. — *Cuisse gauche* (côté de l'inoculation). Un très petit ganglion au niveau de l'ulcération. A *l'aine gauche*, un gros ganglion caséeux, plusieurs moyens durs.

Région lombaire gauche. Un ganglion dur, du volume d'un petit pois.

Aine droite. Deux ou trois très petits ganglions noirs. *Région lombaire droite.* Un petit ganglion. *Région lombaire supérieure.* Un très petit ganglion.

Rate énorme, tuberculose confluente et très avancée.

Foie. Quelques rares petits tubercules, taches de dégénérescence. Un ganglion rétrohépatique pas très volumineux.

Poumon. Un certain nombre de granulations. Ganglions bronchiques peu développés.

En général, tuberculose ganglionnaire peu avancée.

OBSERVATION DU COBAYE L (Traité).

6 mai. État général bon, pas de ganglions, petite plaie au niveau du point d'inoculation.

21. Bon état général, de tout petits ganglions dans l'aine gauche, plaie cicatrisée, pleine.

1er juin. A mis bas un petit, ganglions considérablement augmentés de volume, plus grands que chez le témoin, état général moins bon.

10. Les ganglions ont un peu diminué, l'état général est moins bon que le 1er juin.

25. Ganglions beaucoup diminués, amaigrissement considérable.

1er juillet. Ganglions à peine perceptibles.

16. Sacrifié.

AUTOPSIE. — *Cuisse gauche* (côté de l'inoculation). A l'aine, un ganglion comme une lentille, dur, et quelques-uns extrêmement petits. *Région lombaire gauche.* Un ganglion comme un *petit* pois, dur, un autre extrêmement petit.

L'aine droite. Deux ganglions, dont un gros comme une lentille, et dur.

Région lombaire droite. Deux ganglions moyens durs. *Région lombaire supérieure.* Un ganglion comme un petit haricot.

Rate de volume moyen, nombreux foyers de petites granulations, peu avancés.

Foie. Tuberculose absolument confluente, ganglion rétrohépatique de moyen volume.

Poumon. De très nombreux tubercules assez avancés, en quelques points confluents.

Observation du cobaye M (Traité).

6 mai. Etat général bon, de tout petits ganglions, petite ulcération au niveau du point d'inoculation.

21. Ganglions augmentés de volume, plaie cicatrisée.

5 juin. Ulcération au niveau de la cicatrice, chute de poils autour.

10. Ganglions moins volumineux, ulcération des deux cuiss s, état général moins bon.

15. La brûlure est très étendue, chute de poils à l'épigastre, amaigrissement

18. Mort.

Autopsie.—*Peau.* Brûlure profonde des cuisses, les poils de toute la surface abdominale s'arrachent facilement et laissent à nu la peau congestionnée. Cuisse gauche (côté de l'inoculation). Un ganglion inguinal, gros comme un pois, caséifié, un petit foyer caséeux. *Région lombaire gauche.* Un ganglion comme un pois.

Rate augmentée de volume, pleine de tubercules confluents.

Foie. Dégénérescence graisseuse.

Poumon. Congestion et œdème, quelques rares granulations.

En résumé, les cobayes traités de cette série nous présentent une tuberculose viscérale assez avancée, des lésions ganglionnaires, au contraire très peu considérables à la fin du traitement, tandis qu'à un certain moment les ganglions des traités étaient égaux à ceux des témoins et les dépassaient même. L'état général était de beaucoup inférieur à celui des témoins.

Variations de poids.

Cobayes	23 avril	6 mai	21 mai	10 juin	13 juil.	Dif. p. chacun	Dif. totale
H	685	720	820 (pleine)	530	440	— 245	
I	675	665	660	690		+ 15	
K	850	850	820	800	750	— 100	
L	550	580	630 (pleine)	450	410	— 148	
M	740	760	780	740		0	
							— 470

Observation du Ier témoin.

6 mai. De tout petits ganglions dans l'aine gauche, une petite ulcération au point d'inoculation, état général bon.

21. La plaie cicatrisée, ganglions en même état.

10 juin. Etat général bon, les ganglions un peu plus gros.

20. Etat général très bon, ganglions peu volumineux.

23 Sacrifié.

Autopsie. — *Cuisse gauche* (côté de l'inoculation). Petit foyer caséeux au point de l'inoculation.

Pli de l'aine gauche. Une chaîne ganglionnaire contenant deux ganglions caséifiés, comme de gros pois, trois ganglions plus petits, un ganglion profond.

Du côté gauche, un ganglion lombaire non caséifié, gros, comme un haricot, du côté droit un petit ganglion lombaire. Un ganglion lombaire supérieur. Pas de ganglions mésentériques. *Foie.* Des foyers nombreux de tubercules, séparés par des intervalles sains, chaque foyer est constitué par de nombreuses granulations confluentes. *La rate* est augmentée de volume et farcie de tubercules. Dans *le poumon* quelques tubercules rares. Trois ganglions bronchiques non caséifiés.

Observation du IIe témoin.

6 mai. De tout petits ganglions à l'aine gauche, petite ulcération au niveau de l'inoculation.

21. Etat général très bon, masse ganglionnaire volumineuse, plaie cicatrisée.

10 juin. Les ganglions ont encore augmenté de volume, état général très bon.

13 juillet. Les ganglions en même état.

16. Sacrifié.

Autopsie. — *Côté d'inoculation* (gauche). A la cuisse un gros ganglion caséeux, un autre dur ; à l'aine un très gros ganglion caséeux, un ganglion plus petit, dur ; dans la région lombaire un ganglion dur, non caséeux, gros comme un haricot.

Côté droit. Rien à la cuisse ; à l'aine un petit ganglion dur ; dans la région lombaire un petit ganglion dur.

Dans *la rate* un grand nombre de tubercules assez avancés. Dans le foie des taches de dégénérescence, dans *le poumon* un petit nombre de granulations grises.

OBSERVATION DU IIIe TÉMOIN.

6 mai. Petits ganglions du côté gauche, petite ulcération.

21. Etat général bon, ganglions plus volumineux.

10 juin. Etat général très bon, masse ganglionnaire accrue, fistule à la cuisse.

16 juillet. Sacrifié.

AUTOPSIE. — Certaine quantité de tissu adipeux.

Côté de l'inoculation (gauche). A la cuisse un petit foyer caséeux ouvert, un autre foyer caséeux gros comme un petit haricot. Dans le pli de l'aine deux gros ganglions caséeux, comme des haricots, plusieurs moyens et durs. Dans la région lombaire un ganglion caséeux comme un haricot.

Côté droit. Dans le pli de l'aine un ganglion à peine sensible, deux ganglions lombaires, un gros et dur, un gros ganglion rétrohépatique, gros ganglion mésentérique. Dans *la rate*, tuberculose avancée confluente. Dans *le foie* quelques granulations tuberculeuses, quelques taches de dégénérescence, une grosse masse ganglionnaire bronchique.

Variations de poids.

	23 avril	6 mai	21 mai	10 juin	13 juil.	Différence	Dif. totale
1er témoin :	710		670	730		+ 20	
2e —		745	760	780	750	+ 5	
3e —		600	635	625	710	665	+ 65	+ 90

En résumé, tous les témoins présentent des lésions ganglionnaires beaucoup plus avancées que les traités, les lésions viscérales sont tantôt égales, tantôt moins avancées que chez les traités. Comme état général ils vont incontestablement mieux que les traités, la différence totale de poids des témoins est égale à + 90, celle des traités à — 500.

Ce qui ressort de cette série, c'est l'effet favorable des rayons X sur les lésions ganglionnaires, l'effet défavorable sur l'état général et peut-être sur les lésions viscérales. Il est probable qu'il y a un rapport intime entre ces trois phénomènes, nous allons y revenir.

CHAPITRE III

Expériences complémentaires et réflexions sur les troubles nerveux et nutritifs et sur les effets physiologiques observés chez les cobayes tuberculeux traités par les rayons X.

———

En présence des troubles médullaires auxquels ont succombé les deux cobayes de la seconde série, trois explications se présentent à l'esprit ; ils pourraient tenir à l'action des rayons X, à une myélite infectieuse à laquelle la brûlure aurait offert une vaste porte d'entrée ; enfin à la localisation médullaire de la tuberculose.

L'examen microscopique de la moelle qui ne montra rien d'analogue à une lésion tuberculeuse, écarta la troisième explication, la stérilité du bouillon ensemencé par le sang du cœur, la sérosité encéphalo-rachidienne, et la sérosité péritonéale ne nous permit pas de nous arrêter sur la seconde, il nous resta donc à vérifier la première.

Dans ce but, nous avons mis en expérience, le 24 mars, un cobaye sain (malheureusement nous avons constaté la pseudo-tuberculose à l'autopsie). Nous avons voulu le soumettre à un traitement intense, tout en évitant la brûlure et l'infection possible par la plaie. Nous avons disposé les choses de la manière suivante : le cobaye fut attaché sur une planchette, le dos en l'air, au-dessus de lui il y avait deux épaisses lames en verre, qui limitaient une fente large de 1 centim. juste au niveau de la colonne vertébrale, le tube se trouvait à 30 centim. des lames en verre, l'ampoule orientée exactement au niveau de la fente. Les séances avaient lieu trois fois par semaine, la durée de chacune était de 10 minutes.

Le 25 avril, c'est-à-dire un mois après le début du traitement, nous réduisons la distance à 15 centim. au lieu de 30, sans changer les autres conditions du traitement. Le 6 mai, après une vingtaine de séances, nous constatons des troubles de la marche suivants : le cobaye semble oublier son train postérieur en marchant, il le déplace difficilement, en bloc ; il garde assez longtemps les positions anormales qu'on imprime aux pattes postérieures, les retire avec une force moindre que les pattes antérieures ; les muscles de la cuisse sont en état de contraction légère. En présence de ces phénomènes, qui se sont manifestés en dehors d'une plaie quelconque des pattes postérieures, nous avons encore augmenté l'intensité du traitement à partir du 18 mai, en diminuant la distance du tube à 10 centim. au lieu de 15 et en augmentant la durée des séances à 15 minutes au lieu de 10. Cependant les troubles mentionnés ci-dessus allaient toujours en s'atténuant, après être restés stationnaires pendant cinq à six jours. Ils finirent par disparaître complètement vers le 9 juin. Nous nous décidâmes alors à soumettre, à l'action des rayons X, toute la face dorsale des cobayes, en enlevant les lames de verre qui la protégeaient en partie, l'ampoule resta orientée juste au niveau de la colonne vertébrale ; les séances avaient lieu chaque jour. Le 18 juin, nous constatâmes, le long de la colonne vertébrale, deux eschares superficielles et sèches, arrondies, avec chute des poils. Depuis ce moment-là le cobaye n'est plus traité. En somme, il a subi 32 séances, de durée totale de 7 heures. Les eschares s'accentuent, tout en restant plus ou moins sèches.

Aucun phénomène nerveux concomittant jusqu'au 28 juin,

époque à laquelle apparaît une certaine maladresse dans les mouvements du train postérieur. Le 27 juin, le cobaye a l'air malade, reste longtemps immobile et meurt le 1er juillet. A l'autopsie, on ne constate que des tubercules nombreux de la rate et quelques tubercules du foie [1].

Nous avons observé des troubles nerveux analogues, mais à un degré plus léger chez deux cobayes exposés aux rayons X, pendant 18 séances, de durée totale de 4 h. 1/2 [2].

Ils ont manifesté de bonne heure des troubles de la marche ; ils traînaient de temps en temps les pattes postérieures et avaient une tendance à garder les positions anormales et incommodes, qu'on leur imprimait. Les troubles cutanés étaient aussi très précoces dans ces cas ; il apparut une chute de poils, chute qui a laissé après elle la peau sans la moindre trace d'irritation.

Simultanément avec le cobaye sain soumis aux rayons X, nous avons mis un autre cobaye sain dans les mêmes conditions que le cobaye traité, c'est-à-dire attaché à une planchette pendant les mêmes intervalles de temps, sans l'exposer aux rayons X. Ce cobaye ne présentait pendant tout le temps rien de particulier. Il allait bien, comme état général, augmentait modérément de poids et faisait tous les mouvements d'une manière régulière.

Les cobayes tuberculeux traités par les rayons X allant presque toujours plus mal, comme état général que les témoins, nous avons voulu voir si l'action de ces rayons n'a pas un effet nuisible sur la nutrition de l'animal. Nous avons mis en expérience deux cobayes sains qui étaient traités pendant un mois et demi simultanément avec des cobayes tuberculeux. Ils ont subi

---

[1] Le cobaye a dû s'infecter dans sa cage (pseudo-tuberculose en expérience au laboratoire).

[2] Ils ont été inoculés de cultures à bacilles de Koch morts. Nous n'avons pas obtenu de résultats favorables, les abcès se résorbaient partiellement mais pas plus vite que chez les témoins. Vu la courte durée du traitement, nous ne pouvons pas nous prononcer sur l'action des rayons X dans ces cas.

pendant ce temps 26 séances de traitement, de durée totale de 7 heures et demie. Pendant la première dizaine ils diminuaient de poids, mais ensuite ils regagnaient ce qu'ils avaient perdu et restaient à peu près dans l'état stationnaire. A la fin du traitement ils pesaient 20 gram. de plus qu'au commencement.

Les expériences relatées dans ce chapitre n'ont pas répondu suffisamment aux questions qui nous les ont inspirées. Cependant elles nous donnent quelques indications sur les points qui nous intéressent.

Nous n'avons observé chez les cobayes non exposés aux rayons X rien d'analogue aux troubles nerveux décrits, cependant nous avons dans quelques cas tout à fait identifié les conditions où ils étaient placés; nous sommes donc disposé à penser que c'est à l'action des rayons X, qu'on peut les attribuer. Jamais cependant, nous n'avons pu provoquer de troubles identiques à ceux des cobayes traités de la seconde série. La question de la pathogénie de ceux-là reste donc toujours à résoudre comme aussi la question de la nature des troubles nerveux plus légers des cobayes non tuberculeux.

Nous n'avons pas observé d'effet nuisible des rayons X sur la nutrition des cobayes sains, cependant le chiffre de 20 gram. qui nous indique l'augmentation minime du poids de deux cobayes sains pendant un mois et demi est de nature à nous mettre en garde contre l'action des rayons X sur la nutrition, surtout si nous nous rappelons que quelques témoins tuberculeux augmentaient beaucoup plus.

Enfin nous voyons combien la chute des poils, ordinairement le premier phénomène d'une brulûre, est beaucoup plus en dépendance de l'état pathologique de la peau, que de la durée et de l'intensité du traitement.

Comme effet physiologique, nous pouvons affirmer la constatation du docteur Revillet [1], que les rayons X semblent avoir une action sédative sur le système nerveux. Les cobayes, souvent agités avant la séance, criant et se déplaçant dans le panier où ils étaient mis, restaient tout à fait calmes et comme assoupis l'un à côté de l'autre à la fin de la séance.

[1] Revue de la tuberculose, août 1897.

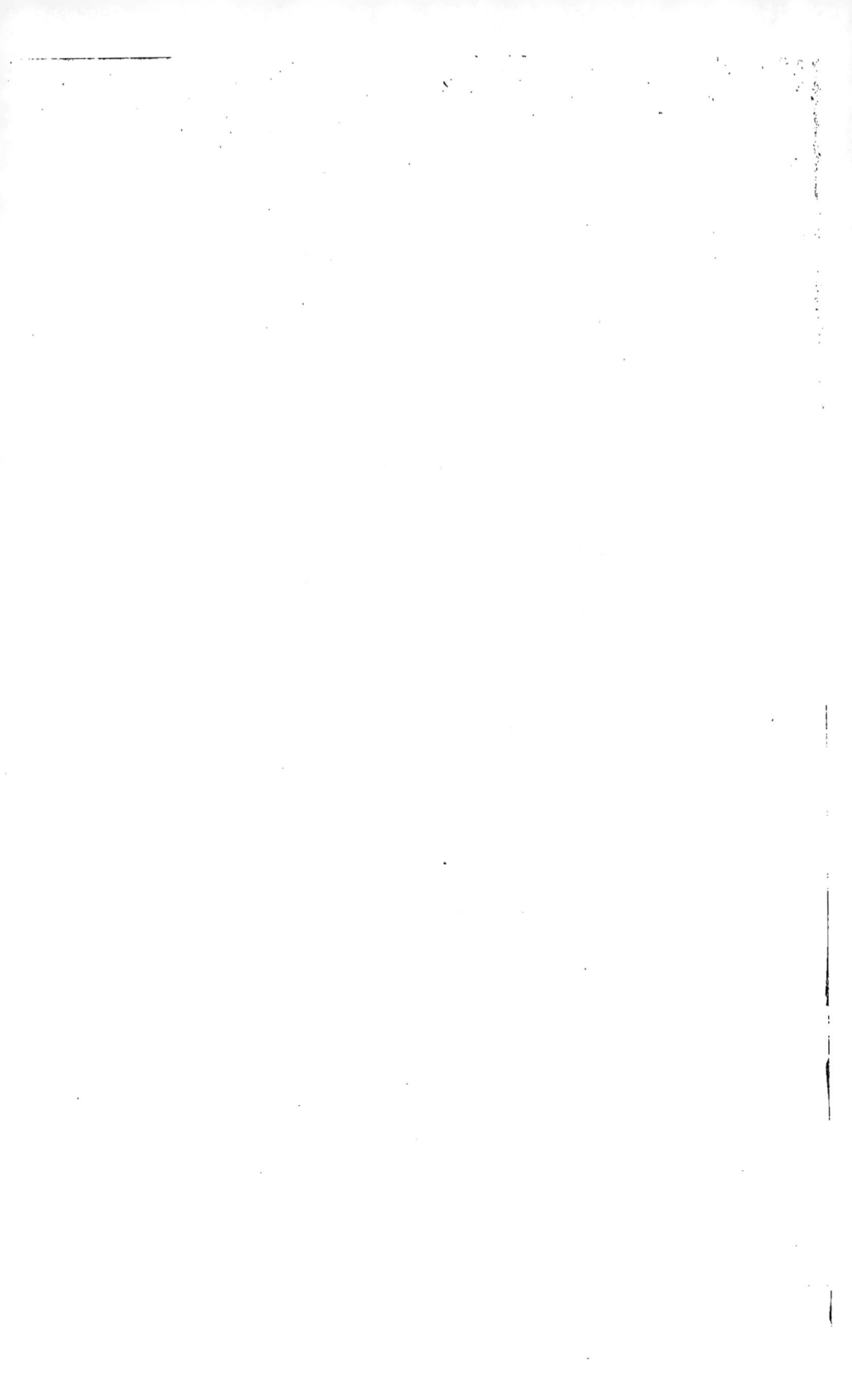

RÉSUMÉ ET CONCLUSIONS

En résumé, nous n'avons observé dans aucun cas la guérison de la tuberculose expérimentale sous l'influence des rayons X.

Nous n'avons pas davantage réussi par un traitement précoce et dans des conditions variées à enrayer le développement de l'infection. Somme toute, nos animaux d'expérience n'ont pas bénéficié du traitement.

En comparant les résultats des expériences nous notons une diminution considérable et constante des lésions ganglionnaires chez les cobayes tuberculeux traités par les rayons X. Cet effet ne devient tout à fait net que quand les rayons sont dirigés immédiatement sur la face abdominale des cobayes, sans interposition de quoi que ce soit. La brûlure y contribue considérablement, mais elle n'est pas nécessaire comme nous le prouvent les 2 cobayes (K et L) de la quatrième série, qui n'ont pas la moindre trace de brûlure.

L'effet des rayons X sur l'état général et la tuberculose viscérale est moins constant, mais il est assez net et semble ne pas être favorable. Ce résultat est en telle discordance avec des faits notés par d'autres auteurs, parfois d'une haute autorité scientifique, que nous tenons à le faire ressortir des faits objectifs, classés d'une certaine manière. Nous mettons à côté l'un de l'autre deux petits tableaux dans lesquels nous notons l'état de la rate, du foie et des poumons en termes extraits des descriptions des autopsies faites sous la bienveillante direction de M. le professeur Rodet, qui était moins impressionné que nous par l'effet fâcheux des rayons X sur la généralisation de la tuberculose dans nos expériences.

Cobayes traités.

	1re SÉRIE	2e SÉRIE		3e SÉRIE		4e SÉRIE					
						L.	I.	M	K	H.	
RATE.........	farcie de tuberc.	point de tuberc.	pas de tuberc.	farcie de tuberc.	farcie de tuberc.	tuberc. nombr.	tuberc. avancée	farcie de tuberc.	tuberc. avancée	tuberc. confl.	2 cas légers sur 8 graves
FOIE.........	farci de tuberc.	point de tuberc.	tuberc. microsc.	farci de tuberc.	tuberc. avancée	tuberc. nombr.	gras	gras	peu de tuberc.	tuberc. confl.	2 cas légers sur 8 graves
POUMONS......	tuberc. avancée	quelques tuberc.	tuberc. avancée	tuberc. avancée	peu de tuberc.	tuberc. avancée	peu de tuberc.	peu de tuberc.	peu de tuberc.	tuberc. avancée	5 cas graves sur 5 cas légers

Témoins.

				I.	II.	III.	
RATE.........	peu de tuberc.	semis de granulations	pas de tuberc.	farci de tuberc.	tuberc. avanc.	tuberc. avanc.	2 cas légers sur 4 cas graves
FOIE.........	farci de tuberc.	farci de tuberc.	pas de tuberc.	tuberc. nombr.	taches de dégénér.	peu de tuberc.	2 cas légers sur 4 graves
POUMONS......	peu de tuberc.	tuberc. avancée	tuberc. peu avanc.	tuberc. rares	peu avanc.	aucune lés. tuberc.	5 cas légers sur 1 grave

48

Enfin notons la discordance apparente entre l'état ganglionnaire et l'état général des animaux en expérience. Non seulement nous observons chez les témoins des lésions ganglionnaires
avancées en même temps qu'ils vont bien, comme état général;
mais les cobayes traités vont toujours mieux quand leurs ganglions sont volumineux, et tombent dans une certaine déchéance
quand les ganglions diminuent notablement. Est-ce une simple
coïncidence ? Y a-t-il des rapports plus intimes entre ces phénomènes ?

Sans pouvoir affirmer quelque chose, nous allons passer en
revue quelques hypothèses qui se prêtent plus ou moins à expliquer ce phénomène.

L'explication la plus simple serait que les rayons X demandent
un certain temps pour produire l'effet, et quand ce dernier se
manifeste et que les ganglions diminuent, la tuberculose aurait
assez de temps pour se généraliser et pour produire son effet
sur l'état général.

Il peut arriver que les rayons X, en facilitant d'une manière
ou d'une autre la résorption des produits morbides des ganglions,
lancent en même temps et par cela même ces produits dans le
courant sanguin, en favorisant ainsi la généralisation de la lésion.

La troisième hypothèse pour expliquer ce désaccord appa-
rent serait l'action concomittante des rayons X sur les ganglions
d'un côté et sur la généralisation de la tuberculose de l'autre ;
deux effets simultanés se produisant dans des directions
différentes.

Il faut peut-être invoquer l'influence défavorable des rayons X
sur la nutrition ? Nous avons trop peu opéré sur des animaux
sains pour nous prononcer sur ce point. Il est enfin possible que
toutes les causes invoquées concourent aux résultats obtenus.

Sans pouvoir tirer des conclusions fermes, ni préjuger des
résultats qu'on pourrait obtenir en se mettant dans des conditions
différentes, sans vouloir surtout généraliser les effets observés

nous finissons en disant que, dans les conditions où nous nous sommes placée et où nous avons opéré, nous avons obtenu :

1° Un effet favorable des rayons X sur les lésions ganglionnaires.

2° Un effet défavorable sur la nutrition et les lésions viscérales.

3° Des troubles nerveux passagers.

Une partie de nos résultats obtenus nous suggéreraient l'idée d'essayer l'effet des rayons X dans la tuberculose expérimentale atténuée et localisée, et aussi dans la tuberculose chirurgicale de l'homme.

Les effets favorables déjà obtenus dans le lupus, comme les effets physiologiques et pathologiques observés dans la peau exposée aux rayons X, ne pourraient qu'encourager les expérimentateurs à suivre cette voie.

Mais nous ne saurions trop mettre en garde contre le préjudice que l'application des rayons X a semblé porter à l'état général des animaux en expérience dans notre cas. D'où la conclusion que, dans les essais cliniques, on devrait avec la plus grande attention surveiller l'état général des sujets traités.

ERRATUM

Page 7, 12e ligne, *au lieu de* ultra-violettes
lire ultra-ultra-violettes.

13e ligne, *au lieu de* ultra-ultra-violettes
lire ultra-violettes.

Page 11, 17e ligne, *au lieu de* se reproduit
lire se produit.

Page 32, *après la* 11e *ligne ajouter* :

QUATRIÈME SÉRIE.

Le 23 avril 1898, on inocule à 8 cobayes sous la peau de la cuisse gauche la matière tuberculeuse provenant d'un cobaye inoculé, le 26 février 1898, de tuberculose humaine.

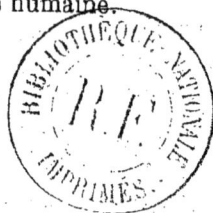

www.ingramcontent.com/pod-product-compliance
Lightning Source LLC
Chambersburg PA
CBHW071327200326
41520CB00013B/2891